Laura Verónica Partida Jasso
Manuel Arturo Rivas González

Factores de risco para DRC em doentes com Diabetes Mellitus tipo 2

Laura Verónica Partida Jasso
Manuel Arturo Rivas González

Factores de risco para DRC em doentes com Diabetes Mellitus tipo 2

Ocorrência e progressão da CEP em doentes com diabetes mellitus

ScienciaScripts

Cover image: www.ingimage.com

This book is a translation from the original published under ISBN 978-620-0-01767-3.

Publisher:
Sciencia Scripts
is a trademark of
Dodo Books Indian Ocean Ltd. and OmniScriptum S.R.L publishing group

120 High Road, East Finchley, London, N2 9ED, United Kingdom
Str. Armeneasca 28/1, office 1, Chisinau MD-2012, Republic of Moldova, Europe
Managing Directors: Ieva Konstantinova, Victoria Ursu
info@omniscriptum.com

Printed at: see last page
ISBN: 978-620-8-61716-5

Conteúdo

PREÂMBULO

Este trabalho é o resultado de uma investigação científica realizada na clínica nº 49 do Instituto Mexicano de Segurança Social, localizada na cidade de Victoria Durango, Durango, México. Os autores recolheram dados de uma amostra de registos de pacientes com diabetes mellitus 2 (DM2), nos quais se enfatizaram os factores de risco para o desenvolvimento de Doença Renal Crónica (DRC), com o objetivo de determinar a frequência destes factores em pacientes com DM2. Neste livro, o leitor encontrará informações relevantes sobre os distúrbios fisiológicos que ocorrem comumente em pessoas com DM2 e quais deles levam ao desenvolvimento de DRC, bem como fatores menos comuns que precisam ser abordados para inibir, na medida do possível, o início e a progressão da DRC. Os factores de risco para o desenvolvimento da DRC considerados neste estudo foram: sexo, estado nutricional, idade, hipertensão arterial, diabetes mal controlada, fármacos nefrotóxicos, doenças auto-imunes, hipertensão arterial mal controlada, tabagismo, dislipidemia e anemia. Na secção de resultados e discussão, o leitor encontrará informação detalhada sobre a intensidade e incidência de cada fator de risco estudado, e de forma mais resumida no resumo e conclusões. A informação contida em todas as secções deste trabalho é importante para investigadores, professores, estudantes, pessoal de enfermagem, gestores, pessoal administrativo, famílias e doentes com as doenças mencionadas.

Dra. Laura Verónica Partida Jasso

Dr. Manuel Arturo Rivas González

FACTORES DE RISCO PARA A OCORRÊNCIA E PROGRESSÃO DE DOENÇA RENAL CRÓNICA (DRC) EM DOENTES COM DIABETES TIPO 2

A Diabetes Mellitus 2 (DM2) é uma doença que atualmente ocorre com muita frequência nos cidadãos mexicanos, embora seja também um problema a nível mundial, com indivíduos em risco de desenvolver Doença Renal Crónica (DRC) devido a factores como o sexo, o estado nutricional, a idade, a hipertensão arterial, a diabetes mal controlada e os medicamentos nefrotóxicos; No entanto, outros factores como as doenças auto-imunes, a hipertensão mal controlada, o tabagismo, a dislipidemia e a anemia estão também frequentemente presentes e, embora menos comuns nas populações, requerem também atenção no sentido de os reduzir nas populações com DM2 e, consequentemente, prevenir ou limitar o aparecimento e a progressão da DRC.

RESUMO

Esta investigação foi realizada na UMF nº 49 do IMSS de Ciudad Victoria Durango, Durango, com o objetivo de identificar os principais factores de risco para o aparecimento e progressão da DRC em doentes com DM2. Foi recolhida informação dos registos de 139 doentes (homens e mulheres), permitindo reunir dados sobre sexo, peso, altura, idade, hipertensão arterial, doenças auto-imunes, fármacos nefrotóxicos, hipertensão mal controlada, diabetes mal controlada, dislipidémia, tabagismo e anemia, para resolver a questão de saber quais são os factores de risco para o aparecimento e progressão da DRC em doentes com DM2 na UMF n.º 49, tendo em conta a frequência de cada uma das variáveis referidas. Os resultados indicaram que os principais factores de risco para o aparecimento e progressão da DRC em doentes com DM2 na UMF n.º 49 foram o sexo, o estado nutricional, a idade, a hipertensão arterial, a diabetes mal controlada e os fármacos nefrotóxicos; enquanto que factores como as doenças auto-imunes, a hipertensão mal controlada, o tabagismo, a dislipidemia e a anemia foram pouco frequentes na população utilizada para a investigação. No entanto, também requerem atenção no sentido de os reduzir ainda mais na população com DM2 e DRC tratada na UMF nº 49.

Palavras-chave: Hipertensão, diabetes mal controlada, hipertensão mal controlada, medicamentos nefrotóxicos, lesão renal.

I INTRODUÇÃO

A diabetes é uma doença grave que ocorre quando o pâncreas não produz insulina suficiente ou quando o organismo não consegue utilizar a insulina que produz. Esta hormona controla a quantidade de glicose no sangue. A glucose elevada no sangue pode causar muitos problemas no corpo. A glicose provém dos alimentos consumidos pelos seres humanos e a insulina é a hormona que ajuda este açúcar a entrar nas células para lhes fornecer a energia necessária (1).

São conhecidos dois tipos principais de diabetes mellitus, o tipo 1 e o tipo 2; o primeiro é caracterizado pelo facto de o organismo não produzir insulina, enquanto o segundo é caracterizado pelo facto de o pâncreas produzir insulina, mas o organismo não a utilizar corretamente. Também se conhece a pré-diabetes, em que o nível de glucose no sangue é elevado, mas não o suficiente para ser considerado diabetes mellitus de tipo 2. Existe ainda a diabetes mellitus gestacional, que se refere a níveis elevados de glucose no sangue que causam problemas em mulheres grávidas (2).

A diabetes é uma das doenças que causa danos nos rins, o que, por sua vez, leva a que as pessoas sofram de doença renal crónica (DRC), que afecta uma elevada percentagem da população. A DRC está também relacionada com condições patológicas como o envelhecimento, a hipertensão arterial (HBP) e as doenças cardiovasculares (3). Por conseguinte, é importante identificar atempadamente os potenciais factores de risco em doentes com doenças não transmissíveis para minimizar a probabilidade de desenvolver DRC (4).

Está claro e explicado que a DRC resulta de alterações na estrutura e na função dos rins. Com base na taxa de filtração glomerular (TFG), foram estabelecidos diferentes estádios da DRC, que são estágio 1, quando os pacientes apresentam lesão renal, por exemplo, proteína na urina, com TFG normal (>90); estágio 2, pacientes com lesão renal e TFG levemente diminuída (60-89); estágio 3, subdividido dependendo da TFG (G3a 45-59 e G3b 30- 44); estágio 4, pacientes com TFG gravemente reduzida (15-29) e estágio 5, pacientes com insuficiência renal com TFG <15 (3).

II ENQUADRAMENTO TEÓRICO

2.1 Diabetes Mellitus

A Diabetes Mellitus (diabetes) é uma doença metabólica com patologias heterogéneas, caracterizada por hiperglicemia crónica e perturbações do metabolismo dos hidratos de carbono, das gorduras e das proteínas, resultantes de defeitos na secreção de insulina, na ação da insulina ou em ambas (5).

Vários processos patogénicos estão envolvidos no desenvolvimento da diabetes. Entre eles, contam-se os que afectam as células beta pancreáticas e comprometem gradualmente a sua função e, consequentemente, conduzem à deficiência de insulina ou à resistência à ação da insulina (resistência à insulina/insensibilidade à insulina (6).

2.2 Classificação da diabetes

- A diabetes mellitus tipo 1 (DM1) é normalmente diagnosticada numa idade precoce e é causada pela destruição autoimune das células β, resultando numa deficiência de insulina (7).
- A Diabetes Mellitus tipo 2 (DM2) é causada por uma perda progressiva da secreção adequada de insulina pelas células β, frequentemente associada à resistência à insulina, que está principalmente associada a indivíduos sedentários e com excesso de peso (7).
- Diabetes mellitus gestacional, diagnosticada durante o segundo ou terceiro trimestre de gravidez, que não é obviamente pré-gestacional (7).
- Outros tipos de diabetes devidos a outras causas: por exemplo, síndrome da diabetes monogénica, doenças do pâncreas exócrino (como a pancreatite) e diabetes induzida por medicamentos ou produtos químicos (utilização de glucocorticóides, tratamento do VIH/SIDA, após transplante de órgãos) (7).

2.3 Critérios de diagnóstico

Existem diferentes formas de diagnosticar a diabetes, tais como testes que determinam o nível de glicose no sangue ou a presença de sintomas clássicos de glicemia elevada.

Tabela 1. Critérios da ADA para o diagnóstico de diabetes.

>Glicose em jejum 126 mg/dL (sem ingestão calórica nas últimas 8 horas).

Glicose plasmática de 2 horas >200 mg/dL durante um teste oral de tolerância à glicose. O teste deve ser efectuado com uma carga de 75 gramas de glucose dissolvida em água.

Hemoglobina glicosilada (HbA1C) > 6,5%.

Doente com sintomas clássicos de hiperglicemia ou crise hiperglicémica com uma glicemia aleatória > 200 mg/dl.(3)

*ADA 2023.

2.4 Fisiopatologia

Segundo a Organização Mundial de Saúde (OMS), a diabetes mellitus é uma doença metabólica crónica caracterizada por níveis elevados de glicose no sangue, que, com o tempo, provoca lesões no coração, na vasculatura, nos olhos, nos rins e nos nervos (8). Mais de 90% dos casos de diabetes mellitus são DM2, uma condição caracterizada por uma secreção deficiente de insulina pelas células β dos ilhéus pancreáticos, resistência tecidular à insulina (RI) e uma resposta secretora de insulina compensatória inadequada. A progressão da doença torna a secreção de insulina incapaz de manter a homeostase da glucose, resultando em hiperglicemia. Os doentes com diabetes mellitus tipo 2 caracterizam-se maioritariamente por obesidade ou por uma percentagem mais elevada de gordura corporal, predominantemente distribuída na região abdominal. Nesta condição, o tecido adiposo promove a resistência à insulina através de vários mecanismos inflamatórios, incluindo o aumento da libertação de ácidos gordos livres e a desregulação das adipocinas. Os principais factores que contribuem para a DM2 são o aumento global da obesidade, os estilos de vida sedentários, as dietas hipercalóricas e o envelhecimento da população, que quadruplicaram a incidência e a prevalência da DM2 (9).

Os órgãos envolvidos no desenvolvimento da diabetes mellitus tipo 2 incluem o pâncreas (células β e células α), o fígado, o músculo esquelético, os rins, o cérebro, o intestino delgado e o tecido adiposo. Dados cada vez mais recentes sugerem que a desregulação das adipocinas, a inflamação e as anomalias na microbiota intestinal, a desregulação imunitária e a inflamação surgiram como factores fisiopatológicos importantes (9).

2.5 Epidemiologia

Os dados epidemiológicos mostram valores alarmantes que preveem um futuro preocupante para a DM2. De acordo com a Federação Internacional de Diabetes (IDF), em 2019, a diabetes causou 4,2 milhões de mortes; e 463 milhões de adultos com idades entre 20 e 79 anos viviam com diabetes, um número que provavelmente aumentará para 700 milhões até 2045. A diabetes foi a causa subjacente de pelo menos 720 mil milhões de dólares em despesas de saúde em 2019. Além disso, é provável que o peso da doença DM2 esteja sub-representado, uma vez que dizer que uma em cada três pessoas com diabetes é talvez um sub-diagnóstico, mas equivale a 232 milhões de pessoas. O maior número de pessoas com diabetes tem entre 40 e 59 anos de idade. A incidência e a prevalência da DM2 variam consoante a região geográfica, com mais de 80% dos doentes a viverem em países de baixo e médio rendimento, o que coloca desafios adicionais a um tratamento eficaz. Os doentes com DM2 têm um risco 15% superior de mortalidade por todas as causas em comparação com as pessoas sem diabetes, e a doença cardiovascular (DCV) é a principal causa de morbilidade e mortalidade associada à DM2. A associação da diabetes com um risco acrescido de doença coronária, acidente vascular cerebral isquémico e outras mortes relacionadas com doenças vasculares foi demonstrada numa meta-análise (10).

2.6 Tratamento

O tratamento da DM2 deve seguir uma sequência, concebida por consenso internacional, que tem colocado ênfase em começar por modificar o estilo de vida de acordo com a dieta e a atividade física. O regime dietético centra-se em fornecer ao doente diabético macro e micronutrientes suficientes para preservar um peso normal e prevenir alterações da glicémia. Sabe-se que o exercício físico permite o transporte da glicose ao nível da membrana celular por um mecanismo independente da insulina. Se estas medidas não forem adequadas, deve ser iniciado um tratamento com agentes hipoglicemiantes orais, quer em monoterapia quer em terapêutica combinada, sendo apresentada uma lista de fármacos no quadro 2 (11).

Quadro 2: Grupo de antidiabéticos orais.

Grupo	Drogas	Mecanismo de ação	Redução da HbA1c	Efeitos no peso
Biguanidas	Metformina	Diminui a resistência à insulina Estimulação da secreção de insulina	Elevado	Neutro/diminui
Sulfonilureias	Glibenclamida Glipizida Glimepirida	Estimulação da secreção de insulina.	Elevado	Aumentar
Glinidas	Nateglitida Repaglinida	Estimulação da secreção de insulina.	Elevado	Neutro / perda
Tiazolidinedionas	Pioglitazona Rosiglitazona	Aumenta a sensibilidade à insulina e a inibição da produção hepática de glucose.	Elevado	Neutro / perda
Inibidores da α-glucosidase	Acarbose MIglitol	Redução da absorção intestinal de hidratos de carbono	Intermediário	Neutro
Agonistas do GLP1	Exenatido Liraglutido	Estimulação da secreção de insulina. Diminuição do glucagon.	Elevado	Perda

	Albiglutido Dulaglutido	Atraso no esvaziamento gástrico. Saciedade		
Inibidores da DPP-4	Sitagliptina Vidagliptina Saxagliptina Saxagliptina Linagliptina	Estimulação da secreção de insulina. Diminuição do glucagon.	Intermediário	Neutro
ISGLT2	Canaglizofina Daglizofina Empaglizofina	Glucosúria devido à inibição da reabsorção renal de glucose	Intermediário	Perda

Garmendia-Lorena **F. O tratamento atual da Diabetes Mellitus tipo 2. Diagnóstico (Lima). 2020;59(1):3-4**

2.7 Complicações e factores de risco

Existem dois grandes grupos de complicações prováveis da diabetes: agudas e crónicas. As complicações agudas são as hipoglicemias e as hiperglicemias, enquanto as complicações crónicas estão relacionadas com doenças cardiovasculares, retinopatias, nefropatias, envolvimento cerebrovascular que pode levar a neuropatias, complicações na pele, na boca e no pé diabético (2).

Os factores de risco para o desenvolvimento da DM2 estão relacionados com factores genéticos e estilos de vida desfavoráveis, pelo que se deve ter em conta factores como o perímetro abdominal, o índice de massa corporal, o consumo de frutas e legumes, a idade, a atividade física, a toma de determinados medicamentos e a história familiar (2).

O excesso de gordura corporal, medido pelo índice de massa corporal (IMC), e o perímetro da cintura são medidas úteis que reflectem vários aspectos da dieta e da atividade física e estão mais fortemente associados ao risco de diabetes mellitus tipo 2 (2).

O perímetro da cintura é útil para medir os depósitos de gordura visceral, sendo esta informação essencial na determinação do risco, devido à massa de gordura que se pode encontrar acumulada a nível periférico ou visceral. Este tipo de média identifica principalmente a gordura visceral, que contém uma grande quantidade de ácidos gordos não esterificados e produz uma maior quantidade de adipocinas, que estão associadas ao aumento da resistência à insulina, aumentando assim o risco de DM2 (2).

Um papel importante na prevenção da DM2 é a atividade física diária, que aumenta a capacidade aeróbica e a massa muscular, reduz o risco de aumento de peso e, se realizada diariamente, diminui a resistência à insulina e, consequentemente, o risco de desenvolver DM2 (2).

2.8 Doença renal crónica

A doença renal crónica (DRC), também conhecida como insuficiência renal crónica, é definida como um grupo de diferentes doenças que afectam a morfologia e a fisiologia renais. A variação na sua manifestação clínica deve-se à etiopatogénese, ao dano morfológico (glomérulo, vasos, túbulos ou interstício renal), à gravidade e ao grau de progressão (3,12).

A organização internacional KDIGO define a DRC como alterações na estrutura ou função renal durante um período de três meses ou mais, com consequências para a saúde, independentemente da causa. Isto significa uma taxa de filtração glomerular inferior a 60 ml/minuto/1,73 m^2, ou a ocorrência de um ou mais dos seguintes marcadores de lesão renal: albuminúria/proteinúria, anomalias do sedimento urinário, anomalias electrolíticas devidas a alterações tubulares, alterações detectadas histologicamente, anomalias estruturais ou antecedentes de transplante renal (Quadro 3) (3,12).

2.9 A etiologia

A diabetes é a causa mais comum de doença renal na população adulta. Estima-se que um terço dos doentes com diabetes desenvolva doença renal, que é demarcada por albuminúria e/ou uma diminuição da taxa de filtração glomerular no prazo de 15 anos após o diagnóstico de diabetes ter sido estabelecido (13).

2.10 Epidemiologia

Estima-se que na América Latina existam 300 pacientes com insuficiência renal crónica por milhão de habitantes, de acordo com a Sociedade Latino-Americana de Nefrologia e Hipertensão, enquanto a Academia Americana de Neurologia relata que os pacientes com défice cognitivo são investigados a partir dos 60 anos de idade (14).

No México, em 2017, a prevalência da DRC foi relatada como sendo de 12,2% e 51,4 mortes por 100.000 habitantes. Além disso, a DRC no México tem um grande impacto nas finanças das instituições e na economia das famílias; em 2014, o Ministério da Saúde estimou a despesa anual com esta patologia em 8.966 dólares americanos (USD), enquanto para o Instituto Mexicano de Segurança Social foi de 9.091 USD (1).

A DRC está associada a uma morbilidade, mortalidade e custos excessivos, bem como a uma má qualidade de vida dos doentes. No México, o principal inconveniente é particularmente grave, pois o nosso país ocupa o primeiro lugar em incidência e o sexto em prevalência a nível mundial. Além disso, a frequência de DM2 é mais elevada no nosso meio12 e esta doença é a principal causa de ESRD no nosso país (48% dos doentes incidentes em algum tipo de diálise são diabéticos) (14).

2.11 Fisiopatologia

Quando ocorre perda de nefrónios, a hipertensão glomerular induz um aumento do tamanho do nefrónio (através da ativação do sistema renina-angiotensina (RAS) e do fator de crescimento transformador α (TGFa) e da atividade do recetor do fator de crescimento epidérmico (EGFR)) como mecanismo compensatório para conservar a TFG total e diminuir a pressão intraglomerular. Como resultado, os podócitos devem sofrer hipertrofia para conservar a barreira de filtração através da superfície de filtração aumentada. Por outro lado, a hipertrofia dos podócitos é limitada, de modo que, para além de um determinado limiar, a disfunção da barreira manifesta-se primeiro como proteinúria ligeira quando não consegue manter-se. Nas fases mais avançadas da DRC, o aumento da tensão de cisalhamento dos podócitos promove o seu descolamento. As células epiteliais parietais (PECs) são progenitores putativos de podócitos, mas a proteinúria e potencialmente outros factores inibem o seu potencial para substituir os podócitos perdidos. No entanto, o agravamento provoca uma resposta que resulta no aumento da formação de cicatrizes, sob a forma de glomeruloesclerose segmentar focal, glomeruloesclerose global e consequente atrofia do néfron. A hiperfiltração glomerular e a proteinúria levam a uma maior carga de reabsorção para os túbulos proximais. Subsequentemente, a albuminúria, o complemento e as células imunitárias infiltradas fazem com que as células tubulares segreguem mediadores pró-inflamatórios que promovem a inflamação intersticial, juntamente com a progressão da glomeruloesclerose segmentar focal para a glomeruloesclerose global, promovendo a atrofia tubular e a fibrose intersticial. A formação de cicatrizes está associada à rarefação vascular e à isquémia. Como resultado, os restos de néfrons aumentam ainda mais de tamanho para satisfazer as exigências de filtração, acelerando os mecanismos de progressão da doença renal crónica (DRC) num ciclo vicioso (15).

2.12 Factores de risco

Foram identificados vários factores para o aparecimento e progressão da DRC, que podem agravar a doença primária. Vários factores têm mecanismos fisiopatológicos em comum, como a proteinúria e a hiperfiltração glomerular, sendo os mais comuns e frequentes (16).

São classificados em factores de suscetibilidade (que aumentam a probabilidade de lesão renal), factores de iniciação (que iniciam diretamente a lesão renal), factores de progressão (que aceleram, agravam e causam uma incapacidade funcional mais grave) e factores de fase terminal (que contribuem para o aumento da morbilidade e mortalidade) (Quadro 1) (17).

2.12.1 Factores de suscetibilidade (não modificáveis)

Idade: não é um fator de progressão por si só, mas devido à deterioração da função renal natural com o avançar da idade. Foi observado que nem todos os doentes com idade avançada desenvolvem a diminuição esperada da taxa de filtração glomerular.

Sexo: 60% dos doentes representam o sexo masculino com tratamento de substituição.

Raça: existe uma maior incidência na raça afro-americana, talvez associada sobretudo à prevalência de hipertensão grave, ao estatuto sociocultural e a factores genéticos.

Baixo peso à nascença: está associado a um baixo número de nefrónios e ao subsequente desenvolvimento de DRC. Está associado à perda de massa renal, para além de hipertensão glomerular ou hiperfiltração (16,18).

Privação sociocultural: os baixos padrões sociais, culturais e económicos estão associados a uma saúde mais precária, como demonstram os estudos epidemiológicos (17).

2.12.2 Factores de suscetibilidade (modificáveis)

Os factores enumerados abaixo são indicativos do início e da progressão da DRC, mas todos dependem da proteinúria como principal fator de risco.

Hipertensão: mais de 75% dos doentes sofrem de hipertensão. Valores inferiores a 140/90 mm/Hg são essenciais em doentes com DRC e em doentes com diabetes ou proteinúria.

A diabetes é uma das causas mais comuns de DRC, ocorrendo em 40-50% dos doentes. Dentro da qual a proteinúria é um dos factores condicionantes, bem como níveis elevados de Hb1ac estão associados a um risco acrescido.

Obesidade: Um fator que se reflecte mais frequentemente na população em geral, o excesso de peso está associado à hiperfiltração glomerular.

Dislipidemia: tem um efeito adverso no sistema vascular em geral. Por conseguinte, tem um impacto na progressão das lesões renais.

Fumar: é um fator cardiovascular.

Hiperuricemia: valores superiores a 7 mg/dl podem levar a nefrolitíase úrica, nefropatia por ácido úrico, gota tofácea e artrite gotosa aguda (16,17,18).

2.12.3 Factores de risco capazes de iniciar diretamente a lesão renal

Doenças auto-imunes, infecções sistémicas, infecções do trato urinário, litíase renal, obstrução do trato urinário inferior, fármacos nefrotóxicos, principalmente AINE, uma vez que estão predominantemente associados a alterações da hemodinâmica glomerular.

2.12.4 Factores de risco para a progressão da DRC

A proteinúria tem uma taxa média anual variada de declínio da taxa de filtração glomerular (TFG), a partir dos 40 anos deve ser considerada uma taxa de progressão renal normal de 0,7-1 ml/min/1,73 m^2. Recomenda-se a realização de duas medições em três meses da taxa de filtração glomerular (TFG) e dos níveis de albuminúria, devendo ser excluído um declínio devido à DRC (19).

A deterioração renal rápida está relacionada com a anemia e as alterações do metabolismo mineral, nomeadamente a hiperfosfatemia. Como factores de previsão, é difícil isolar o impacto destes factores, uma vez que são uma consequência da lesão renal. No entanto, nas fases iniciais da DRC deve haver uma correção da anemia e das alterações do metabolismo mineral (17).

Vários estudos identificam também outros factores de risco, como os riscos profissionais e ambientais. A exposição crónica a metais pesados, como o chumbo, o mercúrio, o cádmio e o arsénio, pode causar efeitos nefrotóxicos graves que podem mesmo conduzir à DRC (20).

Quadro 3. factores de risco DO ERC

Factores de suscetibilidade: aumentam a probabilidade de lesão renal
Idade avançada
História familiar de DRC
Diminuição da massa renal
Baixo peso à nascença
Negros e outras minorias étnicas
Hipertensão arterial
Diabetes
Obesidade
Baixo estatuto socioeconómico
Factores iniciadores - iniciam diretamente a lesão renal
Doenças auto-imunes
Infecções sistémicas
Infecções do trato urinário
Litíase renal
Obstrução do trato urinário inferior
Medicamentos nefrotóxicos, principalmente AINEs
Hipertensão arterial
Diabetes
Factores de progressão: agravam a lesão renal e aceleram o declínio funcional renal
Proteinúria persistente
Tensão arterial elevada mal controlada
Diabetes mal controlada
Fumar
Dislipidemia
Anemia

Doença cardiovascular associada
Obesidade
Factores de fase terminal: aumentam a morbilidade e a mortalidade no contexto da insuficiência renal
Diálise de baixa dose
Acesso vascular temporário para diálise
Anemia
Hipoalbuminemia
Encaminhamento tardio para a nefrologia

Fonte: Levey AS, Stevens LA, Coresh J. Conceptual model of CKD: applications and implications (Modelo concetual da DRC: aplicações e implicações). Am J Kidney Dis. 2009 Mar;53(3 Suppl 3):S4-16.

2.12.5 Diagnóstico

O diagnóstico precoce baseia-se na realização de exames complementares básicos para estabelecer o diagnóstico e o estádio da DRC, independentemente da causa (23). Existem três exames complementares básicos:

1) Determinação da creatinina sérica e correspondente estimativa da TFG ou da depuração da creatinina através de uma fórmula.

2) Determinação da relação albumina/creatinina numa amostra de urina isolada.

3) Análise do sedimento urinário através de uma vareta de urina ou da técnica clássica de microscopia ótica.

Estes exames complementares devem ser efectuados em todos os casos em que exista um risco acrescido de DRC.

De acordo com as orientações de prática clínica para a prevenção, diagnóstico e tratamento da doença renal crónica precoce, a função renal não deve ser avaliada apenas através da medição da creatinina sérica, uma vez que não é suficientemente sensível para fornecer uma função renal precisa. Uma vez que pode ser normal quando está significativamente diminuída, recomenda-se a estimativa da TFG utilizando as fórmulas renais MDRD. Em alternativa, pode ser calculada com a depuração da creatinina utilizando a fórmula de Cockroft-Gault (24).

2.12.6 Classificação

De acordo com a classificação das diretrizes KDIGO (tabela 3), esta determina seis categorias de acordo com a TFG e três níveis de albuminúria, que sugerem a gestão da doença, bem como estabelecem o modelo a seguir no tratamento individualizado do doente durante o curso da doença (25).

Tabela 4: Classificação da DRC por TFG* e grau de albuminúria.

				Categoria de albuminúria Descrição e intervalo		
				A1	A2	A3
				Normal a ligeiramente aumentado	Moderadamente aumentado	Gravemente aumentado
				<30 mg/g <3 mg/mmol	30-300 mg/g 3-300 mg/mmol	>300mg/g >30 mg/mmol
Categoria da TFG* (ml/min/1,73m) Intervalo e descrição	GI	Normal alto	>90			
	G2	Ligeiramente diminuído	60-89			
	G3a	Diminuição ligeira a moderada	45-59			
	G3b	Moderadamente a gravemente afetado	30-44			
	G4	Gravemente diminuído	15-29			
	G5	Insuficiência renal	<15			

Taxa de filtração glomerular (TFG): Verde: Baixo risco (se não estiverem presentes outros marcadores de doença renal, não há DRC). Amarelo: Risco moderadamente aumentado; Laranja: Risco elevado; Vermelho: Risco muito elevado.

Doença renal melhorando os resultados globais. KDIGO 2018 Guia de prática clínica para a prevenção, diagnóstico, avaliação e tratamento da hepatite C na doença renal crónica. Sociedade de Nefrologia 2018; 8(3): 91-165

2.12.7 Tratamento

A gestão da DRC envolve a redução da albuminúria através do tratamento das causas subjacentes, principalmente a diabetes e/ou a hipertensão (22).

As estratégias de nefroprotecção são medidas farmacológicas e não farmacológicas para limitar ou prevenir a progressão da lesão renal, que incluem: Uso de anti-hipertensores, agentes redutores de lípidos, restrição dietética de sal e proteínas, eliminação do tabaco e de nefrotóxicos, controlo do excesso de peso (Tabela 4) (22).

As medidas são mais eficazes quando aplicadas numa fase precoce da doença renal.

Tabela 5: Medidas nefroprotectoras não farmacológicas.

Medidas nefroprotectoras não farmacológicas	
TFG <60 mg/dL/1,73 m2	Ajustar a dose do medicamento de acordo com a taxa de filtração glomerular
	Reduzir o risco de LRA devido a estados hipovolémicos
	Prevenir a LRA devido à utilização de meios de contraste
	diminuir a dose ou evitar o meio de contraste
	Considerar a utilização de solução salina isotónica antes, durante e após o procedimento.
	Adiar a utilização de metformina, bloqueadores do SRAA e diuréticos.
TFG 45 a 60 ml/min/1,73m2	Evitar a utilização prolongada de AINEs.
	Continuar a metformina
TFG 30 - 45 ml/min/173m2	Evitar a utilização prolongada de AINEs
	Controlo rigoroso da utilização de metformina na dose de 50%.
TFG < 30	Evitar quaisquer AINEs
	Evitar bisfosfonatos
	Evitar a metformina
	Utilizar com precaução inibidores da ECA e BRA

Guia de consulta rápida. Prevenção, Diagnóstico e Tratamento da Doença Renal Crónica Precoce. GPC.

Número de registo: IMSS -335-09. ISBN 978-607-8290-04-8

2.13 Prevenção

A prevenção refere-se a acções tomadas para eliminar ou minimizar o impacto da doença e da incapacidade. Minimiza a suscetibilidade e, por conseguinte, diminui o desenvolvimento da doença, ao mesmo tempo que protege os grupos de risco dos agentes agressivos para minimizar a gravidade das complicações da doença (24).

A prevenção dos factores de risco da DRC na população exige esforços educativos sistemáticos, como uma dieta equilibrada com oligoelementos, a ingestão diária de água de pelo menos dois litros, a atividade física, o lazer saudável e comportamentos não tóxicos (25).

Entre as principais acções de prevenção primária contam-se a gestão dos factores de risco, como a diabetes mellitus, a hipertensão arterial, etc. Estes esforços incluem a redução do consumo excessivo de gorduras saturadas, o tabagismo, o consumo de álcool, a toma regular de comprimidos ou o sedentarismo durante pelo menos oito horas por dia, o excesso de peso, a obesidade, a utilização de medicamentos nefrotóxicos, etc. (25).

2.13.1 Prevenção da doença renal

Para prevenir a progressão e as complicações da DRC, é essencial a realização anual de testes de proteinúria, microalbuminúria e creatinina sérica em todos os doentes com antecedentes patológicos pessoais de diabetes mellitus, para além de especificar medidas personalizadas e electivas para cada doente diagnosticado (25).

Se a diabetes, a proteinúria e o baixo nível de bicarbonato sérico forem identificados como os factores de risco mais importantes, o desenvolvimento da doença renal crónica pode ser retardado e pode ser necessária uma terapia de substituição (26).

A tensão arterial elevada e a idade avançada são também factores importantes. Para determinar as causas da doença renal, é importante considerar o contexto clínico, como os antecedentes familiares e pessoais, factores ambientais e sociais, uso de medicamentos, exame físico, exames laboratoriais, imagiológicos e diagnósticos patológicos. Recomenda-se especial cuidado com homens e pessoas com proteinúria, pois são importantes fontes de agentes perpetuadores da DRC (26).

É necessário identificar a presença de doença renal em pessoas com mais de 50 anos de idade com hipertensão ou diabetes, uma vez que se trata de uma medida rentável em todas as circunstâncias. Sugere-se a utilização de tiras de teste para determinar a quantidade de albumina na urina e/ou para determinar a taxa de filtração glomerular, dependendo da disponibilidade destes testes (26).

2.13.2 Controlo glicémico

As diretrizes do KDIGO e da Sociedade Americana de Diabetes (ADA) afirmam que a intervenção mais eficaz para alcançar a nefroprotecção na diabetes mellitus é o controlo rigoroso dos níveis de glicose. Valores mais baixos de hemoglobina A1c reduzem o risco de albuminúria. O risco de desenvolver e progredir para doença renal é atenuado pelo controlo metabólico esperado. Os novos agentes anti-diabéticos iSGLT2 e arGLP1 foram associados à continuação da priorização da terapêutica com metformina (27).

2.13.3 Controlo da tensão arterial

Os doentes com DM2 devem ter como objetivo níveis de pressão arterial (PA) inferiores a 130/80 mmHg para minimizar a mortalidade por DRC e atrasar a proteção da DRC, mas os doentes com albuminúria podem necessitar de objectivos mais baixos devido aos potenciais benefícios e riscos (27).

Para selecionar o tratamento da hipertensão arterial (HTN) em doentes com DM2, é necessário avaliar os níveis de albuminúria e a redução da taxa de filtração glomerular (TFG). Se a TFG for inferior a 60 ml/min/1,73 mm2 e a excreção urinária de albumina for superior a 300 mg/g de creatinina, então o bloqueio do sistema renina angiotensina aldosterona (SRAA) com IECA ou ARAII seria o preferido para o tratamento da PA, uma vez que demonstrou prevenir a progressão da DRC (27).

2.13.4 Medidas higiénicas - dietéticas

Para evitar um estilo de vida sedentário, sugerem-se 30 a 60 minutos de atividade física moderada ou exercício 4 a 7 dias por semana, incluindo treino aeróbico e/ou de força moderadamente vigoroso, e programas adaptados às necessidades do doente (28).

Recomenda-se manter a ingestão de sódio num mínimo de 100 mEq/dia para manter uma restrição sustentável (26).

O regime alimentar é um fator-chave na prevenção e no controlo da doença renal. Uma abordagem dietética equilibrada e adaptada às necessidades individuais pode aliviar muitos problemas de hipertensão e melhorar o controlo glicémico. Para manter uma dieta saudável através da alimentação, recomendam-se três refeições por dia e 2000 calorias por dia, incluindo alimentos ricos em fibras, vegetais, quantidades reduzidas de aves, peixe ou carnes vermelhas, redução de bebidas açucaradas e alimentos ricos em cálcio, potássio e magnésio (28).

O consumo de álcool superior a 12-14 g/dia, o que equivale a cerca de 300 ml de cerveja ou 150 ml de vinho por dia, não é recomendado, assim como evitar fumar devido ao impacto negativo na saúde, nomeadamente na função cardiovascular e renal (28).

III ENUNCIADO DO PROBLEMA

A incidência da diabetes mellitus (DM) tem vindo a aumentar e é atualmente uma das principais causas de morte e incapacidade a nível mundial. No México, 50% dos pacientes com doença renal crónica são atualmente secundários à DM (23).

A DRC representa um problema catastrófico de saúde pública devido aos elevados custos e à elevada morbilidade e mortalidade ou incapacidade dos doentes que requerem tratamento. O novo estilo de vida levou a um aumento da prevalência e da incidência de doenças crónicas degenerativas, nomeadamente a DM e a hipertensão arterial sistémica (23).

É importante que as pessoas com diabetes tipo 2 tenham um controlo glicémico adequado no momento do diagnóstico e que conheçam e tomem medidas preventivas adequadas na sua vida diária para evitar a DRC.

Neste sentido, o nosso papel como médicos é fornecer aos doentes a informação necessária para prevenir complicações e atrasar a função renal, identificando potenciais factores de risco. Isto permite-nos prolongar a terapêutica de substituição renal.

Daí a importância do presente estudo, para o qual se coloca a seguinte questão de investigação:

Questão de investigação

Quais são os factores de risco para o aparecimento e a progressão da DRC nos doentes com DM2 da UMF n.º 49?

IV JUSTIFICAÇÃO

MAGNITUDE: A DRC tem atualmente uma prevalência e incidência crescentes, principalmente devido à presença de patologias prévias como a diabetes e afectando sobretudo a população socialmente mais desfavorecida. A identificação precoce dos factores de risco pode levar a uma intervenção precoce para prevenir a lesão renal.

TRANSCENDÊNCIA: é de extrema relevância, pois a identificação precoce dos fatores de risco para DRC em pacientes com DM2 poderia reduzir as possíveis complicações da doença e a intervenção precoce na prevenção do dano renal.

IMPACTO: os resultados obtidos podem ser considerados como uma área de oportunidade para propor ou realizar melhorias nos cuidados, para implementar programas e estratégias para retardar a progressão da DRC neste grupo de doentes, reduzindo o impacto epidemiológico e económico.

VIABILIDADE: este estudo foi possível identificar factores predisponentes para a DRC na população com DM2 da UMF nº 49 a estudar, foi de fácil realização na consulta de medicina familiar e os recursos investidos não envolveram um custo elevado.

V HIPÓTESE

Decidiu-se prescindir de hipóteses devido ao tipo de desenho do estudo.

VI OBJECTIVOS

III.1 Objetivo geral

Identificar factores de risco para o aparecimento e progressão da DRC em doentes com DM2 na UMF nº 49.

III.2 Objectivos específicos

1. Quantificar e descrever os factores de risco na população em estudo.
2. Identificar o fator de suscetibilidade mais frequente.
3. Determinar o fator mais frequente de progressão em doentes com diabetes tipo 2.
4. Descrever a frequência dos factores de suscetibilidade, o início e a progressão de acordo com a idade e o sexo.

VII MATERIAIS E MÉTODOS

III.3 Local

Unidade de Medicina Familiar n.º 49, IMSS, Durango, Durango

III.4 Universo

Doentes com Diabetes Tipo 2 na Unidade de Medicina Familiar n.º 49

III.5 Tempo

O período de execução será de janeiro a fevereiro de 2024.

III.6 Conceção do estudo

Trata-se de um estudo observacional, descritivo e retrospetivo.

III.7 Critérios de seleção

7.5.1 Critérios de inclusão:

1. Ficheiros de pacientes com mais de 18 anos de idade
2. Registos de doentes de ambos os sexos.
3. Registos de doentes com um diagnóstico de diabetes mellitus de tipo 2,

afectados a

UMF 49.

7.5.2 Critérios de exclusão:

1. Registos de pacientes submetidos a terapia de substituição renal.
2. Ficheiros com informação insuficiente.
3. Ficheiro não disponível.
4. Doentes com doença renal crónica nos estádios 3a, 3b e 4 do KDIGO.

III.8 Dimensão da amostra e amostragem

Foi calculada com o programa EPIDAT tendo como pressuposto o mapa interativo da distribuição da população beneficiária do IMSS da Unidade de Medicina Familiar n.º 49 (UMF 49) que reporta um total de 108.561 (65); como proporção esperada utilizámos o comunicado de imprensa n.º 645/21 (66) que reporta uma prevalência de diabetes de 10,32%; um nível de confiança de 95% e uma precisão absoluta de 5%; resultando num total de 139 ficheiros.

III.9 Variáveis do estudo

Nome da variável	Definição concetual	Definição operacional	Tipo de variável	Escala	Categorias ou unidades de medida
Idade	O tempo de vida de uma pessoa desde o seu nascimento até um determinado momento.	Anos referidos no dossier .	Quantitativo Continua	Motivo.	Número de anos
Sexo	A condição de um organismo que distingue entre macho e fêmea.	Estatuto orgânico referido no dossier	Qualitativo Dicotómico	Nominal.	1. homem 2. fêmea
Estado nutricional	O estado nutricional de uma pessoa em relação aos nutrientes da sua alimentação.	Categorias baseadas no Índice de Massa Corporal (kg/m2) registado no ficheiro: a. <18,5 = baixo peso b. 8,5-24,9 = Normal c. 25-29,9 = excesso de peso d. >30 = Obesidade	Qualitativa Ordinal	Ordinal	1. baixo peso 2. normal 3. excesso de peso 4. Obesidade
Peso corporal	A quantidade de massa que o corpo de uma pessoa contém.	Peso registado no registo médico eletrónico.	Quantitativo contínuo.	Motivo	Quilogramas
Tamanho	Altura de uma pessoa, medida da planta do pé ao vértice da cabeça.	Altura registada no registo de saúde eletrónico.	Quantitativo contínuo.	Motivo	Metros
Factores de suscetibilidade na DRC	Estado de predisposição ou suscetibilidade para desenvolver a possibilidade de lesão renal	Factores registados ou descritos no processo: 1. Idade avançada (mais de 60 anos) 2. História familiar de DRC 3. Hipertensão arterial 4. Diabetes	Qualitativo Politómico	Nomeação	1. sim 2. não

		5. Obesidade			
Factores que iniciam a DRC	São aqueles que podem provocar diretamente uma lesão renal.	Factores registados ou descritos no processo: 1 Doenças auto-imunes (patologia reumatológica Lúpus Eritematoso Sistémico e Artrite Reumatoide). 2 Litíase renal 3 Medicamentos nefrotóxicos (AINES)	Qualitativo Politómico	Nominal	1. sim 2. não
Factores de progressão da DRC	Qualquer evento capaz de agravar a lesão glomerular pré-existente.	Factores registados ou descritos no processo: 1. hipertensão mal controlada (PA >130/80 mm Hg) 2. diabetes mal controlada (glicose em jejum >130 mg/dl ou HbA1C > 7%)3. Tabagismo 4. Dislipidemia 5. Anemia	Qualitativo Politómico	Nomeação	1. sim 2. não

III.10 Procedimento de estudo

7.8.1 Fase I. Autorizações.

Com a autorização prévia do Comité Local de Investigação (CLIS 902), e do Comité Local de Ética para a Investigação (CEI 9028), com sede na UMF nº 43 de Gómez Palacio, Durango, também de acordo com a autorização do diretor da unidade de medicina familiar nº 49 através de uma carta sem inconvenientes.

7.8.2 Fase II. Método de seleção dos temas ou unidades de estudo.

Com autorização prévia, será iniciado o processo de seleção de casos, analisando os registos clínicos dos doentes com Diabetes Mellitus tipo 2 da UMF 49 Durango, durante um período de janeiro de 2024 a fevereiro de 2024.

7.8.3 Fase III. Recolha de dados.

Os dados serão recolhidos a partir dos registos dos doentes através do Sistema de Informação de Medicina Familiar (SIMF) e serão capturados numa folha de recolha de dados, que se encontra em anexo, será atribuído um fólio a cada sujeito, será registada a presença de factores de risco, que serão classificados por factores de suscetibilidade (modificáveis e não modificáveis), factores de iniciação e factores de progressão da doença renal crónica registados nos registos clínicos dos doentes com Diabetes Mellitus tipo 2 dos diferentes turnos de atendimento da UMF 49.

7.8.4 Fase IV. Gestão da informação.

As informações obtidas através da ficha de recolha de dados serão recolhidas numa base de dados Excel, para posterior análise estatística com recurso ao software SPSS V25, e serão mantidas confidenciais, bem como a garantia de que não serão utilizadas para outros fins que não os científicos e de divulgação.

III.11 Análise estatística

Para determinar os objectivos da investigação, será utilizada uma abordagem estatística descritiva. Para as variáveis qualitativas (sexo), serão utilizadas frequências e percentagens; para as variáveis quantitativas (idade), serão utilizadas medidas de tendência central (mediana, média) e medidas de dispersão (desvios-padrão, mínimo e máximo). As variáveis quantitativas com distribuição normal serão descritas com a média acompanhada do desvio-padrão; enquanto as variáveis quantitativas com distribuição não normal serão descritas com a mediana, acompanhada dos mínimos e máximos.

A significância estatística será estimada considerando um intervalo de confiança de 95% ou um valor de $p < 0,05$. A informação relativa a cada variável será introduzida numa base de dados do programa Microsoft Excel, e o pacote estatístico SPSS versão 25 para Windows será utilizado para analisar posteriormente os resultados obtidos, a fim de tirar conclusões e fazer recomendações.

VIII RESULTADOS E DISCUSSÃO

A Tabela 6 mostra a frequência percentual de homens e mulheres com diabetes mellitus, sendo que na amostra total (139) a população feminina com diabetes mellitus foi 28% maior que a percentagem de homens. Esses resultados são diferentes dos encontrados por Fernández e Melgosa (2022), que relataram que a DRC foi mais frequente no sexo masculino, o que é causado pelo dano renal produzido pelo DM2.

Tabela 6: Frequência do sexo da amostra auscultada com DM2 na UMF nº 49 em Ciudad Victoria Durango, Durango.

SEXO	*FREQUÊNCIA*	*PERCENTAGEM*
Masculino	*50*	36%
Feminino	89	64%
Total	139	100%

FACTORES DE SUSCEPTIBILIDADE:

A frequência do estado nutricional considerando o peso dos pacientes com DM2 pode ser observada na Tabela 7, a partir da qual se pode estimar que a maior porcentagem correspondeu aos pacientes com obesidade, que foram 46,8, 27,4 e 15,8% maiores do que aqueles com baixo peso, peso normal ou sobrepeso. O peso médio foi de 76,4 kg, numa amostra com distribuição normal e um desvio padrão (σ) de 16,2 kg em relação à média acima referida. A altura média foi de 1,6, σ=0,09, com distribuição normal. Estes resultados também estão relacionados com os publicados por Riddle (2019), uma vez que este autor refere que o perímetro abdominal (obesidade) e o índice de massa corporal são factores de risco que contribuem para gerar condições de suscetibilidade à DM2 e à DRC.

Frequência do estado nutricional de acordo com o peso em pacientes com DM2 na UMF No. 49 em Ciudad Victoria Durango, Durango.

ESTADO NUTRICIONAL	*FRACUÊNCIA*	*PERCENTAGEM*
Baixo peso	1	0.7%
Normal	28	20.1%
Excesso de peso	44	31.7%
Obesidade	66	47.5%
Total	139	100%

O número de prontuários revisados pertencentes a pacientes acima de 60 anos com DM2 e em risco de DRC pode ser observado na tabela 8, de modo que, do total da amostra (139), verificou-se que a maioria dos pacientes era portadora de DM2 e DRC, sendo 12,2% maior do que o grupo de pacientes que não possuía DM2 e DRC. A análise estatística indicou que a amostra teve uma distribuição normal, com média de 59,4 e desvio padrão=13,0 (desvio absoluto da média). Esses resultados indicam que a idade, como fator de risco para o desenvolvimento do DM2 e, consequentemente, da DRC, está relacionada ao mencionado por Riddle (2019) sobre a idade como fator de risco para o DM2, bem como ao relatado por Zamora e Sanahuja (2008) e López *et al.* (2020), que referem que a idade de indivíduos com fluxo glomerular (TFG) deficiente ou fora do normal é um fator que leva ao desenvolvimento da DRC.

Frequência de idade >60 anos em pacientes com DM2 na UMF No. 49 em Ciudad Victoria Durango, Durango.

>60 ANOS	*FREQUÊNCIA*	**PERCENTAGEM**
Sim	78	56.1%
Não	61	43.9%
Total	139	100%

Esta pesquisa realizada em pacientes com DM2 e hipertensão arterial (HTA) mostrou que este último fator de risco para o desenvolvimento de DRC foi 48,2% mais frequente na parte da amostra de pacientes com HTA (103) em comparação com o número de pessoas (36) que ainda não haviam desenvolvido DRC (Tabela 9). Os resultados acima mencionados estão de acordo com Mejía *et al.* (2018) que a HTN é um fator de risco para lesão renal que freqüentemente aparece em pacientes com DM2. Da mesma forma, com os de García-Maset *et al.* (2021), que apontaram que a lesão renal ou DRC está relacionada à HAS, que quando não detectada e não tratada em tempo hábil pode ocorrer com maior frequência na população com DM2.

Tabela 9. Frequência de hipertensão arterial em pacientes com DM2 na UMF Nº. 49 de Ciudad Victoria Durango, Durango.

TENSÃO ARTERIAL ELEVADA	**FREQUÊNCIA**	***PERCENTAGEM***
Sim	103	74.1%
Não	36	25.9%
Total	139	100%

FACTORES INICIADORES:

A Tabela 10 contém os resultados sobre a frequência de doenças auto-imunes em pacientes com DM2 na UMF nº 49 em Ciudad Victoria Durango, Durango. 49 em Ciudad Victoria Durango, Durango, que mostra que, do total da amostra, o grupo de doentes que ainda não tinha este tipo de problema era 87% superior ao grupo que tinha desenvolvido este tipo de doença, o que sugere que se continue com o diagnóstico e a prevenção nos doentes que ainda não a têm, para retardar as lesões renais com consequências graves que podem levar à DRC; no entanto, estes resultados também indicam que não se deve descurar os poucos que já a desenvolveram e, na medida do possível, retardar a fase de maior deterioração renal dos doentes.

Frequência de doenças auto-imunes em pacientes com DM2 na UMF No. 49 em Ciudad Victoria Durango, Durango.

DOENÇAS AUTO-IMUNES	*FREQUÊNCIA*	*PERCENTAGEM*
Sim	9	6.5%
Não	130	93.5%
Total	139	100%

A frequência de fármacos nefrotóxicos na amostra total (139) de pacientes, correspondente à UMF n.º 49 de Ciudad Victoria Durango, Durango, é indicada pelos valores absolutos e percentagens na Tabela 11, a partir da qual foi possível estimar que os fármacos nefrotóxicos ainda não foram desenvolvidos na maioria da amostra de pacientes, que por sua vez excedeu em 12,2% o número de pacientes que já desenvolveram este problema.

Frequência de fármacos nefrotóxicos em pacientes com DM2 na UMF No. 49 em Ciudad Victoria Durango, Durango.

MEDICAMENTOS NEFROTÓXICOS	**FREQUÊNCIA**	**PERCENTAGEM**
Sim	61	43.9%
Não	78	56.1%
Total	139	100%

FACTORES DE PROGRESSÃO:

Os resultados relativos ao fator de risco para a DRC, conhecido como frequência de hipertensão arterial mal controlada, são apresentados na tabela 12, com a qual se detectou que este fator de risco ocorreu na UMF n.º 49 de Ciudad Victoria Durango, Durango, embora se deva referir que apenas foi detectado na menor parte da amostra total (139 doentes com DM2) analisada através dos respectivos ficheiros.

49 de Ciudad Victoria Durango, Durango, embora se deva notar que só foi detectado na menor parte da amostra total (139) de pacientes com DM2 analisados através dos respectivos arquivos; também, que na maior parte da população da amostra não ocorreu a mesma deficiência no controlo da hipertensão arterial, pelo que foi possível estimar que a frequência de hipertensão arterial mal controlada foi excedida em 64% pelo número de pacientes sem o problema acima mencionado. Isto também sugere que é necessário reduzir o número de casos com o problema em questão e assim evitar, na medida do possível, a recorrência deste fator na progressão da hipertensão arterial.

Tabela 12. Frequência de hipertensão mal controlada (PA >130/80mm/Hg).

TENSÃO ARTERIAL ELEVADA MAL CONTROLADO	*FREQUÊNCIA*	*PERCENTAGEM*
Sim	*25*	18%
Não	*114*	82%
Total	139	100%

A Tabela 13 contém os resultados sobre a frequência de diabetes mal controlada, que mostrou que o número de casos com esse fator de risco para a progressão do DM2 e consequentemente da DRC foi 9,4% menor em relação ao número de casos sem o problema que tem consequências na progressão de ambas as doenças. No entanto, estes resultados também sugerem que é necessário reduzir o problema em questão para que não ultrapasse o número de casos sem o problema, e para que não se torne um dos principais factores de risco nas duas doenças sofridas pelos pacientes da UMF n.º 49 em Ciudad Victoria Durango, Durango.

Tabela 13. Frequência de diabetes mal controlada (glicemia em jejum >130mg/dl ou hbac1 >7%).

DIABETES MAL	*FREQUÊNCIA*	*PERCENTAGEM*

CONTROLADA		
Sim	*63*	*45.3%*
Não	*76*	54.7%
Total	139	100%

A revisão dos prontuários dos pacientes com DM2 da UMF nº 49 também revelou que o tabagismo é outro problema enfrentado por alguns beneficiários do IMSS na referida UMF, mas ocorre com menor frequência, como indicam os resultados da Tabela 14, que mostra claramente que a percentagem de pacientes com problemas de tabagismo relatados nos respectivos prontuários é 75,6% maior do que no grupo de pacientes que não fazem uso de tabaco; no entanto, ainda é importante continuar com atividades que levem os pacientes a se distanciarem desse fator de risco para DM2 e DRC.6% pelo grupo de doentes que não consomem tabaco; no entanto, continua a ser importante continuar com actividades que levem os doentes a afastarem-se deste fator de risco para a DM2 e DRC, uma vez que segundo a Clinical Practice Guideline (2014) o tabagismo é um fator de risco e de progressão que está associado à redução da função renal.

Tabela 14. Frequência de tabagismo em pacientes com DM2 na UMF No. 49 em Ciudad Victoria Durango, Durango.

TOBACISMO	*FREQUÊNCIA*	*PERCENTAGEM*
Sim	17	12.2%
Não	122	87.8%
Total	139	100%

A dislipidemia é outro fator de risco para a progressão da DM2 e da DRC que foi detectado nos registos dos doentes da UMF n.º 49 de Ciudad Victoria Durango, Durango. A dislipidemia é um outro fator de risco para a progressão da DM2 e da DRC que foi encontrado nos registos dos doentes da UMF n.º 49 de Ciudad Victoria

Durango, Durango, e que consiste numa concentração elevada de colesterol e/ou triglicéridos ou numa concentração baixa de colesterol da lipoproteína de alta densidade (HDL), cujos resultados podem ser observados na Tabela 15, que por sua vez indicou que este fator afectava os doentes com menor frequência e em menor percentagem, sendo que o grupo sem dislipidemia foi 41% superior ao grupo com dislipidemia; No entanto, os resultados também sugerem que este fator deve ser abordado nos doentes que já desenvolveram dislipidémia, antes que o número de doentes com o problema aumente e este seja considerado um fator de risco cada vez mais frequente.

Tabela 15: Frequência de dislipidemia em pacientes com DM2 na UMF No. 49 em Ciudad Victoria Durango, Durango.

DYSLIPIDEMIA	*FREQUÊNCIA*	*PERCENTAGEM*
Sim	*41*	29.5%
Não	98	70.5%
Total	139	100%

A anemia é um problema que ocorre como resultado de um baixo número de glóbulos vermelhos funcionais (saudáveis), ou porque não há hemoglobina suficiente para transportar oxigénio para as outras células, tecidos e órgãos da pessoa. A Tabela 16 reporta os resultados encontrados através dos respectivos registos dos doentes com DM2 na UMF nº 49 do IMSS de Ciudad Victoria Durango, Durango, resultados esses que indicaram que a anemia é um fator com baixa frequência nos referidos doentes, de tal forma que foi ultrapassada em 94,2% pelo grupo de pessoas que não têm anemia. Mesmo com esta baixa frequência de anemia, é importante fazer o necessário para reduzir ou eliminar ainda mais a frequência da doença em questão.

Tabela 16. Frequência de pacientes com anemia e DM2 na UMF nº 49 em

Ciudad Victoria Durango, Durango.

ANEMIA	***FREQUÊNCIA***	***PERCENTAGEM***
Sim	*4*	2.9%
Não	135	97.1%
Total	139	100%

IX CONCLUSÕES

Esta investigação mostrou que os principais factores de risco para o aparecimento e progressão da DRC em doentes com DM2 na UMF n.º 49 do IMSS de Ciudad Victoria Durango, Durango, foram o sexo, o estado nutricional, a idade, a hipertensão arterial, a diabetes mal controlada e os fármacos nefrotóxicos; enquanto que factores como as doenças auto-imunes, a hipertensão arterial mal controlada, o tabagismo, a dislipidemia e a anemia foram pouco frequentes na população utilizada para a investigação. Estes resultados aplicam-se também a todos os portadores de DM2 e DRC do país e do mundo.

X PERSPECTIVAS

Os resultados desta investigação podem ser aplicados para aumentar a qualidade do serviço médico oferecido na UMF n.º 49 do IMSS em Ciudad Victoria Durango, Durango, para cuidar de pacientes com DM2 e em risco de desenvolver DRC. Isto só pode ser conseguido através da melhoria dos conhecimentos do pessoal médico e auxiliar para aumentar a sua eficácia no tratamento da DM2 e da DRC dos pacientes da UMF n.º 49. Além disso, para aumentar a eficácia do pessoal médico e auxiliar na aplicação dos conhecimentos para prevenir o aparecimento e a progressão da DM2 e da DRC, melhorando os conhecimentos para detetar factores de risco maiores e menores.

Por outro lado, com estes conhecimentos gerados através da investigação, será possível melhorar a informação sobre a DRC, e talvez participar mais eficazmente na transmissão de conhecimentos ao pessoal médico, auxiliar e outro pessoal das instituições do IMSS no Estado de Durango e a nível nacional, bem como noutras instituições públicas (Ministério da Saúde) ou privadas, também a nível estatal e nacional. Por sua vez, a UMF n.º 49 do IMSS de Ciudad Victoria Durango, Durango, poderá influenciar o desenvolvimento nacional no que respeita à saúde dos cidadãos que desenvolveram DRC. Além disso, com os resultados gerados até agora, as possibilidades de contribuir com conhecimentos para a ciência da saúde em geral, especificamente sobre o tema da lesão renal, aumentarão se a informação for organizada sob a forma de um artigo científico para publicação numa revista científica, ou de um capítulo de livro com autorização editorial. Se isso for feito, aumentará as possibilidades de influenciar a internacionalização do conhecimento gerado na UMF nº 49 e, portanto, da própria instituição e do pessoal responsável pela publicação.

XI REFERÊNCIAS BIBLIOGRÁFICAS

1. Obrador GT, Rubilar X, Agazzi E, Estefan J. The Challenge of Providing Renal Replacement Therapy in Developing Countries: The Latin American Perspective. American journal of kidney diseases: the official journal of the National Kidney Foundation. 2016. Mar;67(3):499-506. Disponível em: https://doi.org/10.1053/j.ajkd.2015.08.033

2. Riddle MC. PADRÕES DE CUIDADOS MÉDICOS EM DIABETES. Associação Americana de Diabetes [Internet]. 2019;42. Disponível em: https://care.diabetesjournals.org/content/diacare/suppl/2018/12/17/42.Supplement_1.DC1/DC_42_S1_2019_UPDATED.pdf

3. García-Maset R, et al. Documento de informação e consenso para a deteção e gestão da doença renal crónica. Nefrología. 2021. https://doi.org/10.1016/j.nefro.2021.07.010

4. Del M, Mejía Gómez C, González Espíndola A, Mendoza IL, Cervantes SL, Carlos J, et al. Os artigos publicados nesta revista são distribuídos sob a licença: Articles [Internet]. Disponível em: http://dx.doi.org/10.19230/jonnpr.2625

5. Ángel, M., Valdés, S., Serra, M., Marleny, R., & García, V. (2019). Doenças crônicas não transmissíveis: magnitude atual e tendências futuras Doenças crônicas não transmissíveis: magnitude atual e. 5-11. Recuperado de http://www.revfinlay.sld.cu/index.php/finlay/article/view/561/1658

6. Panorama do diabetes na Região das Américas [Internet]. Organização Pan-Americana da Saúde; 2023 [citado 2024 Jan 9]. Disponível em: https://iris.paho.org/handle/10665.2/57197

7. Os Padrões de Cuidados Médicos em Diabetes 2021, resumo da redGDPS (ADA 2021) [Internet]. Redgdps.org [citado 2024 Jan 9]. https://www.redgdps.org/los-standards-of-medical-care-in-diabetes-2021- summary- redgdps-ada-2021Disponível

em:

8. Porto J, Gardey A. Definição de conhecimento [citado 07 Nov 2021]. Disponível em: https://www.significados.com/conocimiento/

9. IDF (2017). Atlas da Diabetes da IDF. Em International Diabetes Federation (Octava). https://doi.org/10.1016/j.diabres.2017.09.002

10. Colagiuri ARW. IDF DIABETES ATLAS. copyright; 2019.

11. Garmendia-Lorena F. El tratamiento atual de la Diabetes Mellitus tipo 2. diagnostico (lima) [Internet]. 2020; Disponível em: http://doi.org/10.33734/diagnostico.v59i1.200G

12. Ammirati AL. Doença renal crônica. Rev Assoc Med Bras [Internet]. 2020;66(suppl 1):s03-9. Disponível em: http://dx.doi.org/10.1590/1806-9282.66.s1.3

13. Alicic RZ, Rooney MT, Tuttle KR. Diabetic kidney disease: challenges, progress, and possibilities (Doença renal diabética: desafios, progressos e possibilidades). Clin J Am Soc Nephrol. 2017 Dec 7;12(12):2032-45.(https://cjasn.asnjournals.org/content/12/12/2032)

14. Gómez-Andrade LF, Lindao-Solano MO. Associação entre doença renal crónica não terminal e deterioração cognitiva em adultos de 55-65 anos. Revista Equatoriana de Neurologia. 2020;29.

15. Rui Sheng Cen Feng, Karina Hernández Gonza, Shaylinn Mena Sánchez, Daniela Zamora Chaves, Jeremy Zeledón López. Doença renal crónica. Revista Clínica da Faculdade de Medicina da UCR-HSJD [Internet]. 2020;10. Disponível em: https://www.medigraphic.com/pdfs/revcliescmed/ucr-2020/ucr204i.pdf

16. Sanahuja IZ e MJ. Doença renal crónica. Asoc. Española Pediatría 2008;9: 110.

17. Lorenzo Sellarés V, Luis Rodríguez D. Chronic Kidney Disease. in: Lorenzo V., López Gómez JM (Eds). Nefrología al día. ISSN: 2659-2606. Disponível em:

https://www.nefrologiaaldia.org/136

18. López-Heydeck S. M, Robles-Navarro J. B, Montenegro-Morales L. P, Garduño-García J. D, López-Arriaga J. A. Risk and lifestyle factors associated with chronic kidney disease. Revista Médica del Instituto Mexicano del Seguro Social [Internet]. 2020;58(3):305-316. Recuperado de: https://www.redalyc.org/articulo.oa?id=457768136013

19. Martínez-Castelao Alberto, Górriz José L., Bover Jordi, Segura-de la Morena Julián, Cebollada Jesús, Escalada Javier et al . Documento de consenso para a deteção e tratamento da doença renal crónica. Nefrología (Madr.) [Internet]. 2014 [citado 2024 Jan 16] ; 34(2): 243-262. Disponível em: http://scielo.isciii.es/scielo.php?script=sci arttext&pid=S0211- 69952014000200014 &lng=pt.ttps://dx.doi.org/10.3265/Nefrologia.pre2014.Feb.12455.

20. Ana María Iraizoz Barrios, Germán Brito Sosa, Jovanny Angelina Santos Luna. Deteção de factores de risco de doença renal crónica em adultos. Revista Cubana de Medicina Geral Integral. 2022;38(2):1745.

21. Cabrera SS. Definição e classificação das fases da doença renal crónica. Prevalência. Chaves para o diagnóstico precoce. Factores de risco da doença renal crónica. Nefrologia. Vol 24. Suplemento nº 6 Capítulo 2 2016;27-34

22. Guia de consulta rápida. Prevenção, Diagnóstico e Tratamento da Doença Renal Crónica Precoce. GPC. Número de registo: IMSS -33509. ISBN 978-607-8290-04-8

23. Gómez LDO. Doença renal crónica e factores de sobrevivência em doentes transplantados renais. Rev Salud y Bienestar Social, Vol 5. 1 janeiro-junho 2021;

24. Lizbeth Estefanía Cárdenas Suárez, Gabriela Alexandra Carpio Vaca, Jessica Ximena Humala Rojas, Lesly Marcela Verdugo Calle. Capítulo II. Promoção e prevenção da saúde na sociedade. Saúde Pública CON-CIENCIAISBN; 2022.

25. Núñez-López M, Triana-Alonso P, Licea-Morales Y. Aplicação de níveis de

prevenção na doença renal crónica. Revista Finlay [revista na Internet]. 2018 [citado 2018 Out 22]; 8(3): [aprox. 1 p.]. Disponível em: http://revfinlay.sld.cu/index.php/finlay/article/view/614

26. Prevenção, Diagnóstico e Tratamento da Doença Renal Crónica. Guía de Evidencias y Recomendaciones: Guía de Práctica Clínica. México, CENETEC; 2019 [9 de janeiro de 2024]. Disponível em: http://imss.gob.mx/profesionales- salud/gpc

27. Beatriz Fernández Fernández AO. Tratamento da doença renal diabética. Nefrología al Día [Internet]. 2021 maio 13; Disponível em: https://www.nefrologiaaldia.org/es-articulo-tratamiento-enfermedad-renal- diabetica-394

28. García-Maset R, Bover J, Segura de la Morena J, Goicoechea Diezhandino M, Cebollada del Hoyo J, Escalada San Martín J, et al. Documento informativo e de consenso para a deteção e gestão da doença renal crónica. Nefrología. [Internet]. 2022;42(3):233-64. Disponível em: https://www.sciencedirect.com/science/article/pii/S0211699521001612

29. PDA | Tableau Public [Internet]. [cited 2022 Aug 4]. Disponível em: https://public.tableau.com/app/profile/imss.cpe/viz/PDA/DSH PDA

30. ESTATÍSTICAS SOBRE O DIA MUNDIAL DA DIABETES (14 DE NOVEMBRO) DADOS NACIONAIS [citado 2022 Ago 4]; Disponível em: https://www.paho.org/es/campanas/dia-mundial-diabetes-2020

31. Fernández C. C. e Marta Melgosa H. M. 2022. Doença renal crónica (DRC) na infância: diagnóstico e tratamento. Protoc diagn ter pediatr 1:437-457.

32. Mejía, G. M. del C., Alejandro Gónzalez E. A., Israel López M. I, Latorre C. S. e Ruvalcaba L. J. C. 2018. Fatores de risco para lesão renal em pacientes com diabetes tipo 2 no primeiro nível de atendimento. Revista de resultado negativo e não positivo 3(10): 825-837.

33. Diretriz de Prática Clínica. 2014. Tratamento da diabetes mellitus tipo 2 no primeiro nível de cuidados, México. México: Instituto Mexicano del Seguro Social. https://www.gob.mx/salud/cenetec.

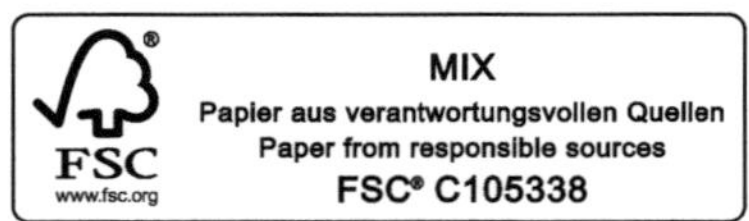

Printed by Books on Demand GmbH, Norderstedt / Germany